LES

ANORMAUX PSYCHIQUES

DES ÉCOLES

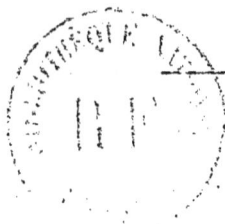

RAPPORT

A M. LE MAIRE DE LA VILLE DE BORDEAUX

PAR LE

Dᵉ E. RÉGIS

Dʳ E. RÉGIS

PROFESSEUR ADJOINT A L'UNIVERSITÉ DE BORDEAUX
CHARGÉ DU COURS DES MALADIES MENTALES

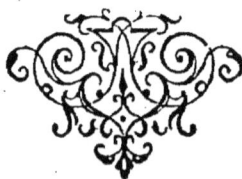

BORDEAUX

IMPRIMERIE G. GOUNOUILHOU

II — RUE GUIRAUDE — II

—

1907

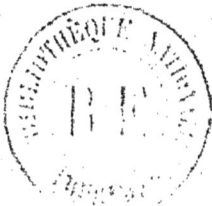

LES
ANORMAUX PSYCHIQUES
DES ÉCOLES

LES
ANORMAUX PSYCHIQUES
DES ÉCOLES

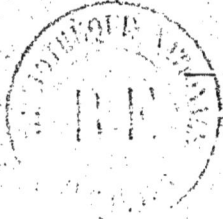

RAPPORT
A M. LE MAIRE DE LA VILLE DE BORDEAUX

PAR LE

D' E. RÉGIS

PROFESSEUR ADJOINT A L'UNIVERSITÉ DE BORDEAUX
CHARGÉ DU COURS DES MALADIES MENTALES

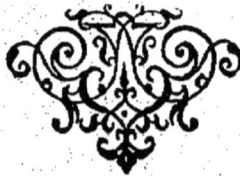

BORDEAUX

IMPRIMERIE G. GOUNOUILHOU

II — RUE GUIRAUDE — II

1907

Bordeaux, le 6 février 1907.

*A Monsieur l'Adjoint délégué à la Division de l'Assistance
et de l'Hygiène publiques de la Ville de Bordeaux.*

MONSIEUR LE MAIRE,

Vous avez bien voulu me demander un Rapport sur les anormaux
psychiques des écoles.

Voici ce Rapport, dans lequel, après avoir résumé à grands traits la
question des anormaux psychiques et la solution qui lui a été donnée
dans les pays étrangers, j'indique où en sont les choses en France, parti-
culièrement à Bordeaux, et ce qui, à mon avis, devrait être fait dans
notre ville pour l'éducation de ces enfants.

Veuillez agréer, Monsieur le Maire, l'expression de mes sentiments
les plus distingués et dévoués.

Dr E. RÉGIS

LES

ANORMAUX PSYCHIQUES

DES ÉCOLES

PAR LE

Dʳ E. RÉGIS

Professeur adjoint à l'Université de Bordeaux,
chargé du cours des maladies mentales.

———

Les enfants mentalement anormaux ou anormaux psychiques sont ceux qui présentent des infirmités, des arrêts de développement, des déviations, des désharmonies, ou plus simplement de l'excitabilité, de l'instabilité morbides du cerveau, empêchant ou diminuant leur adaptation aux méthodes d'éducation communes et réclamant l'intervention de l'hygiéniste.

On peut, au point de vue des modes d'assistance qui leur sont applicables, diviser les anormaux psychiques en quatre catégories : 1° les ANORMAUX D'ÉCOLE, c'est-à-dire ceux qui sont susceptibles de bénéficier, sous une forme appropriée, de l'instruction scolaire; 2° les ANORMAUX D'HÔPITAL, ceux qui, tout en étant également éducables, ont besoin, en raison de certaines maladies ou infirmités, du régime et des soins hospitaliers; 3° les ANORMAUX DE MAISONS DE RÉFORME OU RÉFORMATOIRES (reformatory), ceux qui manifestent des tendances anormales, vicieuses et délictueuses, à corriger; 4° les ANORMAUX D'ASILES, enfin, ceux qui représentent les degrés les plus profonds de la dégénérescence et dont la place est dans un hospice spécial ou dans une annexe de l'asile d'aliénés.

Nous n'avons à nous occuper ici que de la première catégorie : les anormaux d'école.

*
* *

Les anormaux psychiques offrent cela d'important et de particulier, parmi les autres anormaux d'école, que la nature et les conséquences de leurs défectuosités nécessitent non plus seulement des soins et un traitement appropriés, mais une organisation scolaire indépendante et spéciale.

Cette organisation scolaire existe dans la plupart des pays étrangers.

SUISSE. — D'après le professeur Graf (de Zurich), vingt-quatre villes de Suisse possédaient, en 1905, des classes spéciales pour anormaux. La première de ces classes a été fondée à Bâle en 1888, les deux dernières à Otten et Kath-Altstatten en 1904. Le total des classes est de 61; celui des professeurs, de 16 masculins et de 48 féminins; celui des élèves, de 632 garçons et de 604 filles, soit en tout 1,236. La moyenne des élèves par classe est donc de 20 environ.

HOLLANDE. — En Hollande, l'enseignement spécial est officiellement organisé à la Haye, à Rotterdam, à Amsterdam, sous forme d'écoles publiques. Ces écoles publiques sont complétées par toute une série d'institutions pour anormaux de diverses espèces, du type internat, dirigées par des congrégations, des sociétés philanthropiques ou des particuliers.

Le nombre maximum d'enfants à admettre dans une classe est fixé à 16 (20 à Rotterdam). Jamais, pour quelque raison que ce soit, ce nombre maximum d'élèves n'est dépassé.

Chaque instituteur conserve ses élèves pendant toute la durée des études (7 ou 8 ans).

La coéducation des sexes est appliquée.

Les doubleurs sont inconnus, grâce au système d'échange d'élèves pratiqué partout. Les élèves trop faibles ou trop forts dans une branche du programme vont suivre les leçons — pour cette branche seulement — dans une classe inférieure ou supérieure.

Les enfants troublés de la parole reçoivent des soins spéciaux. Un membre du personnel spécialement préparé s'occupe à la Haye, à Rotterdam et à Amsterdam, de la correction des troubles de la parole.

BELGIQUE. — La ville de Bruxelles a créé l'enseignement spécial pour anormaux en 1897. Pendant l'année scolaire 1905-1906, 874 enfants, répartis en 37 classes et 7 écoles, ont été soumis à une éducation médico-pédagogique.

Le Dr J. Demoor, professeur à l'Université, est chargé d'un cours de pédologie spéciale, théorique et pratique, dans les deux écoles normales de la ville.

Un cours de pédagogie théorique et pratique a été organisé à l'Ecole normale de garçons l'année dernière. Le titulaire du cours est M. Jonckeere.

M. Georges Rouma, professeur à l'Ecole normale provinciale de Charleroi, a été chargé de donner aux élèves instituteurs de quatrième année un cours théorique et pratique sur les troubles de la parole.

A Gand, la première école d'enseignement spécial a été ouverte le 4 novembre 1904.

A la rentrée de printemps 1906, cette école comprenait trois classes et comptait 52 élèves. L'école est mixte : garçons et filles voisinent sur les mêmes bancs;

le personnel, également mixte, comprend deux institutrices, un instituteur et une pianiste, aidant aux exercices de danse et de gymnastique.

L'enseignement a été soustrait à la direction pédagogique ordinaire. Cette innovation donne à l'enseignement spécial une autonomie complète.

La Belgique possède en outre une « Société protectrice de l'enfance anormale », qui exerce une propagande très active par ses conférences, ses publications, son *Bulletin trimestriel*, dont le premier numéro a paru en octobre 1906.

ITALIE. — Il existe à Rome une Société : *l'Associazione romana per la cura medico-pedagogica dei fanciulli anormali et deficienti di povera condizione*, dont le but est de créer des organismes en vue d'assurer aux enfants anormaux un traitement approprié à leur état spécial.

La Société possède trois asiles-écoles (externats). Chaque asile est dirigé par un instituteur spécialisé. Un médecin spécialiste est attaché à chacun des établissements. Il visite les enfants trois fois par semaine, tient un dossier médical pour chaque enfant, donne des indications ou des prescriptions d'ordre sanitaire ou médical.

Les trois asiles de Rome ont respectivement 45, 35 et 25 élèves. Ils peuvent contenir chacun 50 élèves.

La direction générale des asiles-écoles de Rome est confiée pour la partie psychiatrique au professeur docteur de Sanctis, pour la partie pédagogique au professeur Giulio Ferreri.

La Société romaine aura sous peu son Bulletin. Elle a déjà publié ses statuts et son règlement.

ANGLETERRE. — L'organisation de l'éducation des anormaux psychiques est, en Angleterre, déjà très avancée.

Voici la liste des villes anglaises ayant établi des écoles pour enfants anormaux (¹) :

Barry (Galles) (I, 16).	London (LXXXIX, 4,423).
Birkenhead (I, 130).	Manchester (III, 176).
Birmingham (VII, 283).	Newcastle (I, 41).
Bradford (V, 131).	Nottingham (III, 165).
Bolton (II, 71).	Oldham (II, 40).
Brighton (I, 40).	Oxford (III, 25).
Bristol (V, 319)	Plymouth (I, 96).
Burnley (II, 130).	Reading (I, 17).
Cardiff (II, 43).	Salford (I, 24).
Darlington (I, 25).	Sheffield (III, 80).
Derby (I, 40).	Walthamstown (I, 30).
Devonport (I,49).	West-Ham (II, 120).
Halifax (I, 24).	West Hartlepool (I, 38).
Leeds (III, 120).	Willesden (II, 96).
Leicester (I, 57).	Wolverhampton (I, 40).
Liverpool (IV, 503).	

Il résulte de ce tableau que 31 villes anglaises possèdent des écoles spéciales, au nombre total de 152, avec 7,383 élèves. Londres, à elle seule, compte 89 écoles spéciales pour 4,423 élèves.

Il faut ajouter qu'en Angleterre ces écoles spéciales sont complétées par des institutions diverses destinées à assurer l'éducation manuelle des enfants, à redresser leurs défectuosités physiques, enfin à les suivre et à les protéger après leur sortie des écoles.

Il y existe, cela va de soi, des publications spéciales, voire des Congrès spéciaux, comme celui qui a eu lieu le 8 novembre 1906 à Londres, pour *les soins post-scolaires aux anormaux*, sous le patronage de « l'Association nationale pour les faibles d'esprit ».

ALLEMAGNE. — Le rapport de la *Verbandes der Hilfsschulen Deutschlands*, paru en 1905, signalait que 143 villes de l'empire allemand possédaient des classes ou des écoles spéciales pour anormaux. Depuis, nouveau progrès, car il y avait en 1905, dans 150 villes

(¹) Les chiffres romains donnent le nombre d'écoles, les chiffres arabes donnent le nombre des enfants fréquentant ces écoles.

allemandes, 230 Hilfsschulen avec 660 classes et 15,000 enfants.

Rien que pour la Prusse, 76 villes ont 143 écoles avec 385 classes et 8,207 élèves. Pour les instruire, on compte un personnel enseignant de 317 instituteurs, 81 institutrices, 31 maîtresses techniques. D'autre part, on a établi qu'en 1901, 83 % des anormaux sortis des écoles avaient pu trouver un emploi ou faire un métier et gagner leur vie. D'après les derniers renseignements, ce chiffre serait même inférieur à ceux qu'on obtient actuellement. Il y a donc en Allemagne un enseignement des arriérés qui se développe chaque année et qui donne déjà de bons résultats. L'état actuel est tout à fait encourageant pour l'avenir.

Si nous résumons l'ensemble des données précédentes, nous voyons que la plupart des pays d'Europe ont institué pour l'éducation des anormaux psychiques des classes spéciales.

Quelques-unes de ces classes spéciales sont simplement annexées aux classes ordinaires. La plupart sont groupées en écoles autonomes, soit du type externat, soit du type semi-internat, soit enfin du type internat.

Le nombre d'élèves est en moyenne de 20 par classe.

Dans certaines villes, le système de coéducation des sexes a été adopté.

L'enseignement des anormaux psychiques est partout confié à des instituteurs particuliers, hommes et femmes, collaborant étroitement avec des médecins.

Le médecin joue un rôle important et, par endroits, prépondérant dans l'organisation et le fonctionnement de ces classes spéciales. A Bruxelles, quatre médecins sont attachés à ces classes : le Dr J. Demoor, professeur à l'Université, avec le titre de médecin-inspecteur; les Drs Daniel, Decroly et Boulanger, avec le titre de médecins adjoints.

A Anvers, le médecin de l'Ecole spéciale est le
Dr Gunsbourg. A Gand, c'est le Dr Dupureux.

A Rome, ces classes ont une direction pédagogique
relevant d'un professeur, et une direction psychiatrique confiée au Dr de Sanctis, chargé du cours des
maladies mentales à l'Université.

Dans nombre de grandes villes, les médecins font
en outre un cours spécial de pédologie dans les Ecoles
normales d'instituteurs.

FRANCE. — La France est malheureusement restée
jusqu'ici très en retard dans ce mouvement général
en faveur de l'éducation des enfants anormaux, et il
n'y existe nulle part pour eux d'enseignement spécial.

Depuis quelques années cependant un effort se fait
en vue de combler cette lacune.

Une Commission plénière, instituée en 1904 au Minis-
tère de l'Instruction publique en vue d'assurer l'instruction des arriérés et des instables, et composée
d'hommes distingués, sous la présidence de M. Léon
Bourgeois, a mis à jour un rapport très étudié, dont
les conclusions ont servi de thème à un projet de loi
récemment déposé par le ministre. Ces conclusions et
ce projet de loi prévoient et assurent la création, pour
l'éducation des enfants arriérés et instables, d'ÉCOLES
DE PERFECTIONNEMENT, composées : 1° de *classes spéciales* annexées aux écoles ordinaires; 2° d'*écoles auto-
només avec demi-pensionnat*; 3° d'*écoles autonomes
avec internat.*

D'autre part, dans certaines villes, des particuliers,
des Associations, les Municipalités elles-mêmes ont
pris les devants et s'efforcent de solutionner, de façon
pratique, la question des enfants anormaux, sans at-
tendre que la loi en impose l'obligation. Paris, Lyon
et Bordeaux sont surtout à citer à ce point de vue.

A PARIS, le Ministre de l'Instruction publique a créé,
en novembre 1901, à l'Ecole normale d'instituteurs de

la Seine, une chaire de pédolog.. anormale confiée au Dr Gauraud. Nous ne savons quels ont été les résultats de cette création.

On a également organisé à Paris quelques consultations médicales sur l'initiative de la « Société pour l'étude physiologique de l'enfant ». Une fois par semaine, les Drs Paul Boncour et Philippe se tiennent à la disposition des familles et des instituteurs et examinent les enfants dont l'état mental n'est pas normal. Un dossier médical est établi sur chacun et renvoyé aux maîtres.

Au mois de juin 1904, le Dr Manheimer-Gomès a établi au dispensaire Théophile Roussel une consultation pour anormaux intellectuels des écoles du XVIIIe arrondissement.

Rappelons enfin la consultation gratuite dirigée depuis longtemps, à Bicêtre, par le Dr Bourneville, le principal promoteur de l'assistance et de l'éducation des arriérés en France.

Il n'existait pas jusqu'ici, à Paris, de classe ou d'école spéciale pour enfants anormaux. Mais une première création se fait en ce moment. Dans une des écoles de la capitale, une classe centralise les arriérés de l'arrondissement (XVIIe), en même temps que l'école dont elle dépend ne reçoit plus de nouveaux élèves. Par ce moyen, cette école va devenir d'ici peu de temps une école autonome pour anormaux psychiques.

A Lyon, le mouvement est des plus actifs. Sur l'initiative de M. Louis Grandvilliers, ex-professeur à l'Asile-école d'enfants anormaux de Bicêtre et directeur de l'enseignement à l'établissement médico-pédagogique pour dégénérés de la Maison de santé de Meyzieu (Isère), aidé des Drs Courjon et Larrivé, il a été fondé un Comité national français pour l'étude et la protection de l'enfance normale, qui a son bulletin officiel, l'*Enfance normale*, puis un groupe régional lyonnais de ce Comité.

Ce groupe lyonnais, dû à l'intervention de M. le Dʳ Beauvisage, professeur à la Faculté de médecine, adjoint au maire de Lyon, et à l'appui bienveillant du recteur, des membres du corps enseignant et du corps médical, s'est donné pour objet :

1° D'associer les philanthropes, les médecins et les éducateurs qui s'intéressent aux enfants anormaux et de rendre leurs efforts plus féconds par l'union;

2° D'étudier les questions relatives à l'observation, au traitement, à l'éducation et à l'assistance de ces enfants;

3° De vulgariser le résultat de ces études par la voie du *Bulletin*, par des conférences, des cours;

4° D'organiser des consultations médico-pédagogiques et de fonder ou de faire fonder des classes spéciales et des établissements médico-pédagogiques régionaux;

5° De patronner les enfants anormaux et de leur procurer les moyens de gagner leur vie honnêtement.

Le maire a mis à la disposition du Groupe lyonnais, dans l'hôtel de la rue de Tunisie, un local qui contient une bibliothèque de publications concernant l'enfance anormale.

Tout récemment, une consultation gratuite a été organisée pour les enfants anormaux des écoles.

A Bordeaux, la question des enfants anormaux a déjà presque une histoire.

Sans parler de la tentative de création faite, il y a dix ans, d'un Service municipal de spécialités médicales, au nombre desquelles figurait la psychiatrie, et qui comprenait des consultations pour les enfants des écoles communales, sans parler non plus des premiers articles sur les arriérés scolaires publiés dans la presse locale par deux maîtres de l'enseignement primaire, MM. Bazenant et Lafon, je rappellerai que c'est au troisième Congrès national d'Assistance publique et de Bienfaisance privée, tenu à Bordeaux en 1903, qu'a été discuté, dans un grand débat, le problème général des enfants anormaux.

Je rappellerai en outre que le Dr Jacquin, médecin adjoint de l'Asile d'aliénées de Château-Picon, auteur du très intéressant rapport sur les anormaux psychiques à ce Congrès, fit le 15 décembre 1904, aux instituteurs et aux institutrices de la Gironde, sous la présidence de M. le Préfet et de M. l'Inspecteur d'Académie, une conférence des plus instructives sur « l'Assistance et le traitement des enfants arriérés, en particulier des arriérés des écoles », qui a été reproduite *in extenso* dans la *Revue Philanthropique* du 15 juillet 1905.

Ce fut la première impulsion locale qui, grâce au bienveillant appui de M. l'Inspecteur d'Académie Alliaud, donna naissance à une inspection spéciale des écoles communales de la banlieue et à une consultation pour anormaux psychiques de ces écoles, fonctionnant depuis cette époque, le premier jeudi de chaque mois, à l'Hôpital suburbain des Enfants de la route du Médoc.

Cet hôpital vient en outre de s'enrichir d'un nouveau pavillon, destiné à la cure médico-pédagogique de ceux de ces anormaux qui réclament des soins particuliers.

Pendant que se poursuivait la création de cette série d'œuvres d'assistance médicale, le Comité girondin de l'Alliance d'Hygiène sociale, sur la haute initiative de M. le recteur Thamin et de M. le Dr de Nabias, abordait la partie scolaire du problème des enfants anormaux.

Après examen, il fut reconnu qu'il était indispensable, pour arriver à une solution sérieuse et pratique, de commencer par le commencement, c'est-à-dire par le recensement et le classement des enfants anormaux des écoles.

Afin de mener à bien cette tâche difficile, une Commission de médecins spécialistes, divisés en sous-commissions, sous la présidence du signataire du présent rapport, examina individuellement dans toutes les écoles de garçons de Bordeaux, avec le concours du médecin-inspecteur ainsi que du directeur et du maître de chaque classe, tous les élèves signalés par ces derniers comme se distinguant par une anomalie, une particularité quelconques.

Un certain nombre de ces élèves furent écartés comme n'étant pas des anormaux. Les autres furent retenus et classés, suivant le cas, en :

1° ANORMAUX NON ARRIÉRÉS (nerveux, turbulents, vicieux, etc.);

2° ANORMAUX ARRIÉRÉS, subdivisés en *arriérés légers et moyens* et *arriérés profonds*, les uns et les autres distingués en *calmes* ou *déprimés* et en *instables* ou *agités*.

Voici quelques chiffres indiquant les principaux résultats de cette enquête :

Sur 8,735 élèves des écoles publiques de garçons, il a été trouvé 452 anormaux, soit 5,17 %.

Parmi ces anormaux, 134 sont des anormaux non arriérés et 318 des anormaux arriérés. Les anormaux arriérés comprennent : 6 *arriérés d'hôpitaux* ou *d'asiles* (arriérés profonds), et 312 *arriérés d'écoles*, dont 126 *arriérés légers* et 186 *arriérés moyens*. Les arriérés légers se subdivisent en 49 *déprimés* ou *calmes* et 77 *agités* ou *instables;* les *arriérés moyens* en 109 *déprimés* ou *calmes* et 77 *agités* ou *instables.*

Les détails complets de l'œuvre de la Commission, qui n'a pu atteindre son but que grâce au dévouement de tous ses membres et au concours empressé de MM. Alliaud, inspecteur d'Académie, et Rotgès, inspecteur primaire, se trouvent exposés dans le remarquable rapport rédigé par le Dr Abadie, secrétaire, et dont un exemplaire sera joint au présent travail dès que l'impression en sera terminée.

La statistique méthodique des enfants anormaux des

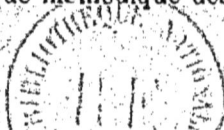

écoles des garçons de Bordeaux sera bientôt complétée
par une statistique analogue des enfants anormaux des
écoles de filles qui, on peut le prévoir d'avance, don-
nera à peu près exactement les mêmes chiffres et les
mêmes proportions.

Les résultats obtenus par la Commission, au point
de vue du recensement et du classement, représentent
donc la véritable situation des écoles publiques de
Bordeaux en ce qui concerne les anormaux psychiques et constituent par suite la meilleure des bases
pour l'application des mesures à prendre dans notre
ville, en vue de l'éducation spéciale que réclament ces
enfants.

Nous allons indiquer en quelques mots, dans la
deuxième partie de ce travail, comment nous compre-
nons, sous une forme à la fois simple et pratique,
l'organisation à établir.

L'organisation que nous proposons comporte trois
éléments : 1° *Écoles spéciales;* 2° *Consultation médico-
pédagogique;* 3° *Cours spéciaux aux instituteurs.*

1° ÉCOLES SPÉCIALES

L'expérience a partout démontré que *l'école spéciale
autonome* pour enfants mentalement anormaux vaut
infiniment mieux que la simple classe spéciale annexée
à l'école ordinaire. Nous pensons donc qu'il n'y a pas
à hésiter et qu'il faut recourir, à Bordeaux, d'emblée
si on le peut, en tout cas le plus rapidement possible,
à des écoles spéciales.

Vu la configuration de la ville, ainsi que le nombre et la répartition des anormaux dans les écoles existantes, ces écoles spéciales devraient être au nombre de quatre : une au centre, une au nord, une au sud, une à La Bastide, sur des points à préciser avec soin, le moment venu.

Le nombre des anormaux psychiques des écoles, garçons et filles, s'élevant à Bordeaux à un chiffre global de 800 à 900, c'est donc une moyenne de 200 enfants environ que contiendrait chacune des quatre écoles.

Chaque école pourrait comprendre 8 classes de 25 élèves au maximum, soit mixtes, si le système, courant à l'étranger, mais encore hasardeux peut-être en France, de la coéducation des sexes est adopté, soit divisées en 4 classes de garçons et 4 classes de filles, si les sexes restent séparés.

Les enfants seraient répartis dans ces classes d'après leur état de calme ou d'agitation, le degré de leur arriération et leur âge. Ils pourraient du reste changer de classe et même passer ou revenir dans les écoles ordinaires, suivant les modifications survenues dans leur psychicité.

Ces classes seraient confiées pour la partie pédagogique à des maîtres spécialisés, autant que possible — ainsi que le souhaite à juste raison M. Emile Martin — à des femmes, la femme ayant des qualités de patience, de douceur, de bonté, d'ascendant affectif qui sont à la fois nécessaires et du plus heureux effet vis-à-vis de tels enfants, assimilables, dans une certaine mesure, à des malades.

Un médecin spécialiste serait attaché à chacune de ces écoles. En collaboration étroite et intime avec les maîtres, il examinerait tous les enfants à leur arrivée, dresserait leur fiche médicale, participerait à la désignation de leur classe et ultérieurement à leur passage de l'une à l'autre ou à leur retour dans les classes

ordinaires, les suivrait en un mot un par un, réguliè-
rement et attentivement.

Ce plan comporterait donc quatre médecins spéciaux, dont trois adjoints, et un médecin-inspecteur,
qui, comme à Bruxelles, centraliserait tout ce qui aurait
trait à ce service médical.

Les médecins et les représentants de l'autorité pédagogique élaboreraient en commun le programme, l'ho-
raire, le temps des études, des exercices et jeux, des
vacances, etc., pour les diverses classes d'anormaux
psychiques.

2° CONSULTATION MÉDICO-PÉDAGOGIQUE

Les médecins spéciaux dont nous venons de parler
seraient en outre chargés d'une consultation.

Cette consultation aurait lieu au moins une fois par
mois dans chacune des quatre écoles spéciales, soit
le même jour, soit à des jours différents. Y seraient
conduits par les parents et autant que possible aussi
par les maîtres, non seulement les élèves des écoles
spéciales ayant besoin d'un conseil médical particulier,
mais aussi les élèves des écoles ordinaires de la même
circonscription qu'il serait utile d'examiner en vue de
leur passage possible dans l'école spéciale ou au sujet
desquels maîtres et parents désireraient être éclairés.
Il va sans dire que ces consultations, purement scolaires ou plutôt médico-pédagogiques, fonctionneraient,
suivant la remarque de M. Émile Martin, sans porter
aucune atteinte au droit des parents de recourir au
médecin de leur choix pour les traitements à suivre.

Pour rendre ces consultations plus accessibles aux
maîtres, aux élèves et aux familles, elles pourraient
se faire aux heures de sortie des classes, c'est-à-dire
à 11 heures le matin ou à 4 heures l'après-midi.

3° COURS SPÉCIAUX AUX INSTITUTEURS

Le système que nous préconisons pourrait être utilement complété par un enseignement médico-pédagogique fait aux élèves des Ecoles normales, par les médecins spéciaux pour la partie médicale et par les directeurs des écoles spéciales pour la partie pédagogique. Les futurs maîtres des écoles ordinaires puiseraient là des renseignements précieux en vue de l'observation et de la sélection psychiques de leurs élèves, et les futurs maîtres des écoles spéciales s'initieraient ainsi à leurs délicates et difficiles fonctions.

Telles sont les mesures qui me paraissent devoir être prises en vue de l'éducation, à Bordeaux, des enfants mentalement anormaux des écoles.

Les difficultés de diverse nature qu'entraînerait leur mise à exécution sont, au fond, moins grandes qu'elles ne paraissent. Nous sommes convaincu que notre ville peut réaliser facilement, non pas en bloc peut-être, mais par étapes successives rapides, le plan ci-dessus et être ainsi la première en France à organiser une éducation méthodique des anormaux psychiques qui existe partout à l'étranger et qui s'imposera légalement chez nous dans un avenir prochain.

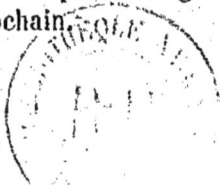

Bordeaux. — Imprimerie G. Gounouilhou, rue Guiraude,

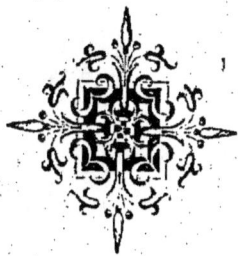

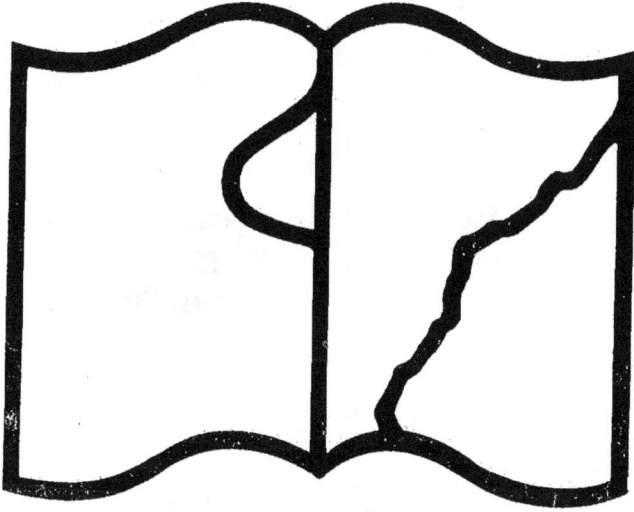

Texte détérioré — reliure défectueuse

NF Z 43-120-11

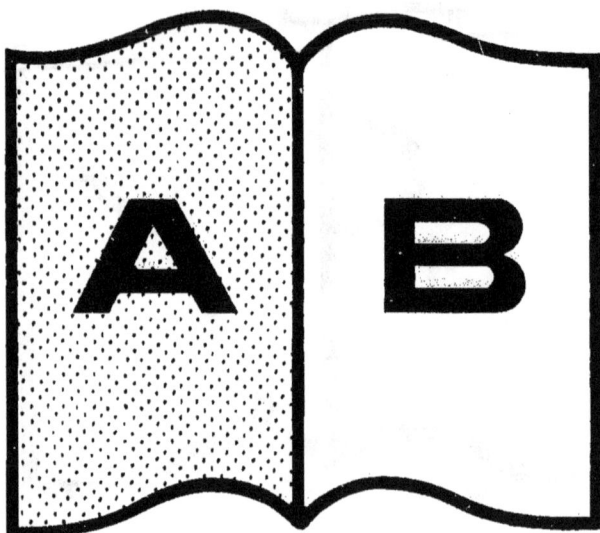

Contraste insuffisant

NF Z 43-120-14

www.ingramcontent.com/pod-product-compliance
Lightning Source LLC
Chambersburg PA
CBHW060529200326
41520CB00017B/5176